MEDITAZIONE ATTIVA A PIEDI PER PRINCIPIANTI

ELIMINA L'ANSIA, AUMENTA L'AUTOSTIMA, MIGLIORA IL RILASSAMENTO PRIMA DI ANDARE A DORMIRE, ABBONDANZA SPIRITUALE

Jorge O. Chiesa

Indice dei contenuti

Introduzione: Meditazione mentre si cammina

In questo metodo di meditazione, sarete in grado di acquisire non solo le conoscenze di base della meditazione a piedi, ma anche una potenza estrema per elevare voi stessi e la vostra esperienza interiore e sentirsi oltre la tradizione e la definizione.

Camminare in meditazione è generalmente inteso come un modo per alleviare lo stress alle gambe. Anche se ha questo effetto, non è l'unico significato del kinhin.

Quando si è seduti, le gambe possono diventare insensibili o "addormentarsi". Questo non significa che la circolazione è negativa, ma piuttosto il contrario. C'è un vecchio detto nello Zen: "*Un fuoco che inizia nelle dita dei piedi e consuma tutto il* corpo", questo è il significato di questo intorpidimento. La cosa più piccola - anche le gambe che vanno a dormire - è un argomento di ricerca nella nostra formazione Zen.

Una vecchia domanda dice: *"Puoi rendere il tuo corpo morbido come quello di un bambino*? Quando le gambe e i piedi sono intorpiditi, noterai che le caviglie sono di solito flessibili. Una volta, quando avevo un Dokusan privato con il mio maestro Zen, il defunto reverendo Dr. Soyu Matsuoka-roshi, arcivescovo di Soto Zen North America, che consisteva di due normali sessioni di un'ora con Kinhin e senza parlare - entrambe le gambe erano andate completamente a dormire per il gong finale. Quando ho accovacciato, entrambi i piedi mi ronzavano nei calzini. Mentre camminavo verso l'altare, le dita del mio piede destro strisciarono sul tappeto e mi chinai fino a dove mi trovavo parzialmente in piedi in cima al piede. Sono quasi caduto! Mi ha preso Sensei. Mi si è svegliato il piede, ma non mi ha fatto male.

Kinhin è l'estensione dell'immobilità dello zazen nell'azione di camminare. Nella tua mente, dovresti sforzarti di eliminare ogni distinzione tra i due - sono più simili che diversi.

C'è un famoso detto Zen: "Quiet in Action - Quiet in Action". Abbiamo questa calligrafia del defunto reverendo Dr. Soyu Matsuoka-roshi di questa espressione. Dice anche: "Il silenzio è tuono - Mokurai". Questo è il significato più essenziale della meditazione a piedi - porta il potere della meditazione nell'atto quotidiano di camminare.

Simboleggia anche il fatto che il Buddha cammina intorno al bodhi dopo il suo Illuminismo. Quindi rappresenta anche il tuo "vagare attraverso il mondo dell'illuminazione", secondo le parole di Dogen-Zenji, il fondatore del Buddismo Soto Zen, per la prima volta.

Come meditare mentre si cammina?

Il luogo dove il Signore Buddha fece la meditazione camminando a Bodhgaya dopo il suo Illuminismo esiste ancora oggi. Il suo cammino era lungo diciassette passi. In questi giorni i monaci della foresta tendono a rendere i loro percorsi di meditazione molto più lunghi - fino a trenta passi di lunghezza. Il principiante può trovare trenta passi troppo lunghi perché la sua attenzione non si è ancora sviluppata. Quando si raggiunge la fine della strada, la vostra mente potrebbe essere stata "in giro per il mondo e ritorno". Ricordate, camminare è una postura stimolante, e inizialmente la mente tende a vagare molto. Normalmente è meglio per i principianti iniziare con un percorso più breve; quindici passi sarebbero una buona lunghezza.

Se fate una meditazione all'aperto, cercate un luogo appartato dove non sarete distratti o disturbati. E' bene trovare un sentiero leggermente chiuso. Può essere una distrazione camminare in un'area aperta dove c'è una vista, in quanto la mente può essere attratta dal paesaggio. Se il sentiero è chiuso, tende a condurre la mente verso l'interno, verso se stessi e verso la pace. Uno spazio chiuso è particolarmente adatto a personalità speculative che amano pensare molto; aiuta a calmare le loro menti.

> ### *Preparazione del corpo e della mente*

Una volta scelto il percorso adatto, fermarsi ad un'estremità. Stai dritto. Metti la mano destra a sinistra davanti a te. Non camminare con le mani dietro la schiena. Un insegnante di meditazione che ha visitato il monastero dove mi trovavo una volta ha commentato quando ha visto uno degli ospiti che cammina su e giù con le mani dietro la schiena: "Non cammina in meditazione; va a fare una passeggiata. Ponendo le mani di fronte a voi, create una chiara determinazione a focalizzare la mente sulla meditazione a piedi, per differenziarla dal solo camminare. ‖

La pratica è prima di sviluppare il samādhi, una parola Pali che significa focalizzare la mente, per sviluppare la mente a uno - puntando a gradi graduali di attenzione e concentrazione. Per focalizzare la mente, bisogna essere diligenti e determinati. Ciò richiede un certo grado di compostezza fisica e mentale. Cominci a comporre te stesso tenendosi per mano davanti a te. Comporre il corpo aiuta a comporre la mente. Avendo così composto il corpo, si dovrebbe poi rimanere fermi e portare coscienza e attenzione al corpo. Poi alzate le mani insieme in anjali, un gesto di rispetto, e ad occhi chiusi riflettete per qualche minuto sulle qualità del Buddha, del Dhamma e del Saṅgha.

Ecco, vi siete rifugiati nel Buddha, il Saggio, Colui che conosce e vede, il Risvegliato, il Completamente Illuminato. Riflettete nel vostro cuore sulle qualità del Buddha per qualche minuto. Allora ricordate il Dhamma-La Verità che vi sforzate di realizzare sul sentiero della meditazione a piedi. Infine, ricordate Saṅgha, specialmente quelli pienamente illuminati che hanno realizzato la Verità coltivando la meditazione.

Poi mettete le mani davanti a voi e fate una determinazione mentale di quanto tempo avete intenzione di "meditare il camminare", sia che si tratti di mezz'ora, un'ora o più. Non importa quanto tempo decidi di camminare, restaci. In questo modo si sta coltivando la mente in quella fase iniziale della meditazione con entusiasmo, ispirazione e fiducia.

I grandi benefici della meditazione attiva

Il Buddha ha parlato dei cinque benefici della meditazione a piedi. Nell'ordine in cui li hai elencati in questo Sutta, sono i seguenti: la meditazione a piedi sviluppa la resistenza per le lunghe distanze a piedi; è buono per lo sforzo; è sano; è buono per la digestione dopo un pasto; e la concentrazione ottenuta dalla meditazione a piedi dura a lungo.

Il primo vantaggio della meditazione a piedi è che porta alla resistenza a distanza a piedi. Ciò era particolarmente importante ai tempi del Buddha, quando la maggior parte delle persone viaggiava a piedi. Lo stesso Buddha andava regolarmente da un luogo all'altro, camminando fino a sedici chilometri al giorno. Quindi ha raccomandato che la meditazione a piedi sia usata come un modo per sviluppare la forma fisica e la resistenza per la camminata a lunga distanza. I monaci della foresta in questi giorni sono ancora erranti; in tailandese si chiama tudong. Prendono le ciotole e le tuniche e camminano, alla ricerca di luoghi appartata per meditare. In preparazione al girovagare, si aumenta progressivamente la quantità di meditazione mentre si cammina per sviluppare la propria forma fisica e resistenza. Aumentare il numero di ore di meditazione a piedi al giorno ad almeno cinque o sei ore.

> ## *Lo sforzo*

Lo sforzo, soprattutto per superare la sonnolenza, è il secondo beneficio. Mentre si pratica la meditazione seduti, i meditatori possono cadere in stati tranquilli, ma se sono "troppo tranquilli", possono cominciare ad addormentarsi. Senza attenzione e consapevolezza, la meditazione, anche se pacifica, può diventare goffaggine perché è stata superata dalla pigrizia e dal letargo. La meditazione a piedi può contrastare questa tendenza.

Ajahn Chah raccomandava che una volta alla settimana si rimanesse sveglio tutta la notte, seduto e facendo meditazione camminando tutta la notte. Abbiamo avuto la tendenza ad essere molto sonnolenti intorno all'una o due del mattino, così Ajahn Chah ci ha raccomandato di fare la meditazione camminando all'indietro per superare la sonnolenza. Non ti addormenti camminando all'indietro! Una volta al monastero di Bodhinyana, nell'Australia occidentale, sono partito presto una mattina presto, verso le cinque del mattino, per fare un po' di meditazione a piedi e ho visto un laico, che si fermava per il Rain Retreat nel monastero, facendo meditazione camminando su e giù lungo la cima del muro alto sei piedi di fronte al monastero. Mettendo grande impegno nell'essere attento ad ogni passo, stavo superando la sonnolenza sviluppando un senso di maggiore attenzione, sforzo e zelo.

➤ *La salute*

Il Buddha ha detto che la meditazione a piedi porta ad una buona salute. Questo è il terzo vantaggio. Siamo tutti consapevoli che camminare è considerata un'ottima forma di esercizio fisico. Oggi si parla addirittura di camminare con il potere. Beh, stiamo parlando di "meditazione del potere", sviluppando la meditazione a piedi come esercizio fisico e mentale. Ma per ottenere entrambi i benefici, dobbiamo aumentare la consapevolezza del processo di camminare, piuttosto che semplicemente camminare e lasciare che la mente se ne vada via pensando ad altre cose.

➤ *Digestione*

Il quarto vantaggio della meditazione a piedi è che fa bene alla digestione. Questo

è particolarmente importante per i monaci
che mangiano un pasto al giorno. Dopo un
pasto, il sangue va allo stomaco e lontano
dal cervello. Cosi' si puo' avere sonno. I
monaci della foresta sottolineano che dopo
un pasto bisogna fare qualche ora di
meditazione camminando, perché
camminare su e giù aiuta la digestione.
Anche per i meditatori laici, se avete
avuto un pasto pesante, invece di andare
a letto, uscite e fate un'ora di meditazione
a piedi. Aiuterà il benessere fisico e darà
l'opportunità di coltivare la mente.

> ## *Concentrazione*

Il quinto beneficio importante della
meditazione a piedi è che la
concentrazione che nasce dalla
meditazione a piedi è mantenuta a lungo.
La posizione di deambulazione è una
posizione meditativa relativamente
grossolana o complessa rispetto alla
posizione seduta. Mentre si è seduti, è
facile mantenere la postura. I nostri occhi
sono chiusi, quindi non ci sono stimoli

sensoriali visivi, e non siamo coinvolti in alcun movimento del corpo.

Pertanto, sedersi, rispetto al camminare, è una postura più semplice in termini di attività da svolgere. Lo stesso vale per le persone in piedi e sdraiate, perché non c'è movimento. Se si è sviluppata la concentrazione solo nella posizione seduta, quando ci si alza da quella posizione e inizia con movimenti del corpo come camminare, è più difficile mantenere questo stato di concentrazione. Questo perché si sta passando da uno stato raffinato ad uno stato più grossolano. Mentre camminiamo, ci sono molte più informazioni sensoriali.

Stiamo guardando dove stiamo andando, quindi c'è un ingresso visivo. C'è anche un contributo sensoriale del movimento del corpo. Pertanto, se riusciamo a concentrare la mente mentre camminiamo e riceviamo tutti questi stimoli sensoriali, allora quando passiamo da quella postura ad una più semplice, la concentrazione diventa più facile da mantenere. Cioè, quando ci sediamo, la forza della mente e la forza di quella concentrazione si trasmette facilmente a questa postura. Pertanto, la meditazione a piedi può aiutare a sviluppare la forza e la chiarezza della mente, e una concentrazione che può portare ad altre posizioni di meditazione meno attive.

Meditazione a piedi.....

La maggior parte delle persone in Occidente associano la meditazione alla seduta in silenzio. Ma gli insegnamenti buddisti tradizionali identificano quattro posizioni di meditazione: sedersi, camminare, camminare, stare in piedi e sdraiarsi. Tutti e quattro sono validi mezzi per coltivare una chiara e chiara consapevolezza del momento presente. La posizione di meditazione più comune dopo la seduta è camminare. Nei centri di meditazione e nei monasteri, le sale interne e i sentieri all'aperto sono spesso costruiti per la meditazione a piedi. Nei ritiri di meditazione, la meditazione regolare a piedi è parte integrante del programma. In pratica al di fuori dei ritiri, alcune persone includeranno il camminare come parte della loro pratica quotidiana di meditazione, per esempio, dieci o venti minuti di cammino prima di sedersi, o la meditazione a piedi invece di sedersi.

Camminare in meditazione porta una serie di benefici oltre a coltivare la consapevolezza. Può essere un modo utile per aumentare la concentrazione, magari a sostegno della pratica della seduta. Quando siamo stanchi o pigri, camminare può essere tonificante. Le sensazioni di camminare possono essere più convincenti delle più sottili sensazioni di respirare seduti. Camminare può essere molto utile dopo un pasto, svegliarsi dal sonno o dopo un lungo periodo di meditazione seduta. In tempi di forti emozioni o stress, camminare in meditazione può essere più rilassante che stare seduti. Un ulteriore vantaggio è che, se praticata per periodi prolungati, la meditazione a piedi può aumentare la forza e la resistenza. Le persone hanno una varietà di atteggiamenti verso la meditazione a piedi. Alcuni la prendono facilmente e la trovano una delizia. Per molti altri, l'apprezzamento di questa forma di meditazione richiede un po' di tempo; è un "gusto acquisito". Tuttavia, altri ne vedono i benefici e fanno la meditazione a piedi anche se non gli piace molto.

Per fare meditazione formale mentre si cammina, trovare un sentiero lungo circa 30-40 piedi, e semplicemente camminare da un lato all'altro. Quando si raggiunge la fine del percorso, fermarsi completamente, girarsi, fermarsi di nuovo e poi ricominciare. Tieni gli occhi bassi senza guardare niente in particolare. Alcune persone trovano utile tenere le palpebre socchiuse. Ci sentiamo stressati camminando da un lato all'altro su un unico sentiero invece di vagare perché altrimenti una parte della mente dovrebbe negoziare il percorso. Ci vuole uno sforzo mentale per, ad esempio, evitare una sedia o camminare su una roccia. Quando si cammina da un lato all'altro, si conosce ben presto il percorso e la parte della mente che risolve i problemi può essere messa a riposo.

Camminare in cerchio è una tecnica talvolta utilizzata, ma lo svantaggio è che la continuità di un cerchio può nascondere una mente errante. Camminando avanti e indietro, la piccola interruzione quando ci si ferma alla fine del percorso può aiutare a catturare la vostra attenzione se avete vagato. Mentre cammini da un lato all'altro, trova un ritmo che ti dà un senso di benessere. Di solito consiglio di camminare più lentamente del normale, ma il ritmo può variare. La camminata rapida può portare un maggiore senso di agitazione quando si è agitati. O una camminata veloce può essere appropriata quando si ha sonno. Quando la mente è calma e vigile, camminare lentamente può sembrare più naturale. La vostra velocità può cambiare durante un periodo di meditazione a piedi.

Guarda se riesci a sentire il ritmo che ti mantiene più intimo e attento all'esperienza fisica del camminare. Dopo aver trovato un ritmo di tranquillità, lasciate che la vostra attenzione si insedia nel corpo. A volte trovo rilassante pensare di lasciare che il mio corpo mi porti a fare una passeggiata. Una volta che vi sentite collegati al vostro corpo, lasciate che la vostra attenzione si depositi sui piedi e sulla parte inferiore delle gambe. Nella meditazione seduta, è comune utilizzare le sensazioni alternate di inalazione ed espirazione come "ancora" che ci tiene nel presente. Nella meditazione a piedi, l'attenzione è concentrata sul passo alternato dei piedi.

Con l'attenzione alle gambe e ai piedi, provate le sensazioni di ogni passo. Sentite le gambe e i piedi tesi mentre sollevate la gamba. Sentire il movimento della gamba mentre oscilla in aria. Sentire il contatto del piede con il terreno. Non esiste un'esperienza "giusta". Devi solo vedere come ti senti l'esperienza. Ogni volta che ti accorgi che la mente ha vagato, riportala alle sensazioni di camminare con i piedi. Avere un'idea del ritmo dei passi può aiutare a mantenere una continuità di coscienza.

Come aiuto per rimanere presenti, puoi indossare un'etichetta mentale silenziosa per i tuoi passi mentre cammini. L'etichetta può essere "passo, passo" o "sinistra, destra". L'etichettatura occupa la mente pensante con una forma rudimentale di pensiero, quindi è meno probabile che la mente si sposti. L'etichettatura indica anche la mente verso ciò che si vuole osservare. Notare il "passo" aiuta a notare i piedi.

Se dopo un po' ti rendi conto che stai dicendo "giusto" per il piede sinistro e "sinistro" per il piede destro, sai che la tua attenzione è stata persa. Quando si cammina più lentamente, si può provare a dividere ogni passo in fasi e utilizzare le tradizionali etichette "lift, place". Per camminare molto lentamente, è possibile utilizzare le etichette "sollevare, spostare e posizionare".

Cercate di dedicare la vostra attenzione alle sensazioni di camminare e lasciate andare tutto il resto. Se le emozioni o pensieri potenti sorgono e attirano la vostra attenzione lontano dalle sensazioni di camminare, è spesso utile smettere di camminare e occuparsi di loro. Quando non sono più convincenti, si può tornare alla meditazione a piedi. Si può anche trovare qualcosa di bello o interessante che cattura l'occhio mentre si cammina. Se non riesci a lasciar andare, smettila di camminare e fai la meditazione "cerca". Continua a camminare quando hai finito di cercare.

Alcune persone trovano che le loro menti sono più attive o distraenti quando camminano che quando sono seduti in meditazione. Questo può essere dovuto al fatto che camminare è più attivo e gli occhi sono aperti. Se è così, non scoraggiatevi e non pensate che camminare sia meno utile. Infatti, può essere più utile imparare a fare pratica con la mente di tutti i giorni. Puoi allenare la tua mente ad essere presente ogni volta che cammini. Alcune persone scelgono attività specifiche nella loro routine quotidiana per praticare la meditazione a piedi, come camminare lungo un corridoio a casa o al lavoro, o dalla macchina al posto di lavoro.

Nella nostra vita quotidiana passiamo più tempo a piedi che seduti tranquillamente ad occhi chiusi. Camminare in meditazione può servire come un potente ponte tra la pratica della meditazione e la vita quotidiana, aiutandoci ad essere più presenti, attenti e concentrati nelle attività ordinarie. Può ricollegarci alla semplicità dell'essere e alla veglia che ne deriva.

Gli oggetti di meditazione

Il Buddha ha insegnato quaranta diversi oggetti di meditazione, molti dei quali possono essere utilizzati sul sentiero. Tuttavia, alcuni sono più adatti di altri. Parlerò qui di alcuni di questi oggetti di meditazione, a cominciare da quelli che vengono usati più frequentemente.

Il primo metodo è la consapevolezza della postura quando si cammina. Mentre si cammina, prestare la massima attenzione alle piante dei piedi, alle sensazioni e ai sentimenti che sorgono e scompaiono. Mentre cammini, la sensazione cambiera'. Quando il piede sale e ritorna a contatto con il sentiero, si crea una nuova sensazione. Siate consapevoli di questa sensazione sulla pianta del piede. Ancora una volta, quando il piede si solleva, si nota mentalmente la nuova sensazione man mano che sorge. Quando sollevi ogni piede e lo metti giù, conosci le sensazioni che provi. Ad ogni nuovo passo, certi nuovi sentimenti vengono vissuti e quelli vecchi cessano di esistere. Queste dovrebbero essere conosciute con attenzione. Ad ogni passo c'è una nuova sensazione vissuta: sensazione che sorge, sensazione che scompare; sensazione che sorge, sensazione che scompare.

Con questo metodo, prestiamo attenzione alla sensazione di camminare in sé, ad ogni passo che facciamo, sul sito vedanā (sensazioni piacevoli, sgradevoli o neutre). Siamo consapevoli di qualsiasi tipo di vedana che sorge sulle piante dei piedi. Quando ci alziamo, c'è una sensazione, una sensazione, una sensazione, di contatto con la terra. Questo contatto può causare dolore, calore o altre sensazioni. Mettiamo la nostra attenta attenzione a questi sentimenti, conoscendoli completamente. Quando si solleva il piede per fare un passo, la sensazione cambia non appena il piede perde il contatto con il terreno. Quando mettiamo giù quel piede, di nuovo una nuova sensazione sorge quando il piede entra in contatto con il terreno. Mentre camminiamo, i sentimenti cambiano costantemente e riemergono. Osserviamo da vicino come questo sorge e scompare quando le piante dei piedi si alzano o toccano il suolo. In questo modo manteniamo tutta la nostra attenzione solo sulle sensazioni che si manifestano quando si cammina.

Avete mai notato prima le sensazioni che si provano nei piedi mentre si cammina? Succedono ogni volta che camminiamo, ma tendiamo a non notare queste cose sottili nella vita. Quando camminiamo, le nostre menti tendono ad essere altrove. Camminare in meditazione è un modo per semplificare ciò che facciamo quando lo facciamo. Stiamo portando la mente al "qui e ora", essendo "uno con la camminata per camminare".

Stiamo semplificando tutto,
tranquillizzando la mente semplicemente
conoscendo il sentimento che viene e va e
viene.

E' importante ricordare che quando si
cammina si deve tenere gli occhi un metro
e mezzo più avanti. Non guardatevi
intorno distratti da questo o quello.
Mantenere la consapevolezza della
sensazione sulle piante dei piedi e, in
questo modo, sviluppare un'attenzione
mirata e una chiara conoscenza del
camminare mentre si cammina. A che
velocità si deve camminare? Ajahn Chah
ha raccomandato di camminare in modo
naturale, non troppo lento o troppo
veloce. Se si cammina velocemente,
potrebbe essere molto difficile
concentrarsi sulla sensazione che la
sensazione va e viene. Potresti dover
rallentare. D'altra parte, alcune persone
potrebbero dover accelerare. Devi trovare
il tuo ritmo, qualsiasi cosa funzioni per te.
Si può iniziare lentamente all'inizio e poi

raggiungere gradualmente il normale passo di marcia.

Se la tua attenzione è debole (il che significa che la tua mente vaga molto), allora cammina molto lentamente fino a quando puoi rimanere nel momento presente di ogni passo. Iniziare a stabilire l'attenzione all'inizio della strada. Quando ti trovi in mezzo alla strada e poi ti chiedi mentalmente: "Dov'è la mia mente? E' nella sensazione sulle piante dei miei piedi? Conosco il contatto qui ed ora, in questo momento? Se la mente si è allontanata, allora ritorna alle sensazioni dei piedi e continua a camminare. Quando arrivate alla fine della strada, giratevi lentamente e ripristinate la vostra attenzione. Dov'è la mente? Si è allontanata? Conoscete la sensazione sulle piante dei vostri piedi? La mente tende a vagare in altri luoghi inseguendo pensieri di: ansia, paura, paura, felicità, tristezza, preoccupazioni, dubbi, dubbi, piaceri, frustrazioni e tutti gli altri pensieri che possono sorgere. Se l'attenzione all'oggetto della meditazione non è presente, ripristina la mente nel semplice atto di camminare, e poi inizia a camminare fino all'altra estremità del sentiero.

Quando si arriva al centro della strada, annotare di nuovo: "Ora sono in mezzo alla strada" e controllare se la mente è con l'oggetto. Poi, una volta arrivati alla fine della strada, scrivi mentalmente "Dov'è la mente?". In questo modo, si cammina avanti e indietro consapevoli dei sentimenti che vanno e vengono. Mentre cammini, ristabilisci costantemente la tua attenzione, attirando la mente all'indietro, attirandola verso l'interno, rendendola cosciente, conoscendo il sentimento in ogni momento in cui va e viene.

Mentre tenete d'occhio le sensazioni e i sentimenti sulle piante dei vostri piedi, scoprirete che la mente è meno distratta. La mente diventa meno incline ad entrare nelle cose che accadono intorno a te. Ti calmi di piu'. La mente diventa calma quando si deposita. Una volta che la mente è calma e calma, allora troverete che camminare diventa un'attività troppo grossolana per questa qualità della mente. Vorrai solo stare fermo. Quindi fermarsi e fermarsi per permettere alla mente di sperimentare questa calma e tranquillità.

Camminare implica la volontà mentale di muoversi, e la mente può essere troppo concentrata sull'oggetto di meditazione per muoversi. Continuare la pratica in piedi. La meditazione ha a che fare con il lavoro della mente, non con una particolare postura. La postura fisica è solo un mezzo conveniente per migliorare il lavoro della mente. Questa calma e tranquillità è conosciuta come passaddhi; è uno dei fattori dell'Illuminismo. Concentrazione e tranquillità lavorano insieme all'attenzione; combinati con fattori energetici, ricerca di Dhamma, gioia ed equanimità, formano i "Sette Fattori dell'Illuminismo". Quando in meditazione la mente è calma, allora, grazie a quella calma, sorgerà un senso di gioia, estasi e beatitudine. Il Buddha ha detto che la gioia della pace è la più alta felicità. Una mente concentrata sperimenta che la pace, e questa pace può essere vissuta nella nostra vita. Avendo sviluppato la pratica della meditazione a piedi in un contesto formale, poi, quando camminiamo nella nostra vita quotidiana andando nelle tende, camminando da una stanza all'altra, possiamo usare questa attività a piedi come meditazione. Possiamo esserne consapevoli semplicemente camminando, semplicemente essendo in questo processo. Le nostre menti possono essere calme e in pace. Questo è un modo per sviluppare la concentrazione e la tranquillità nella nostra vita quotidiana.

Se mentre si fa meditazione seduta, la mente è rassicurata con un certo oggetto di meditazione, allora si può usare lo stesso oggetto nella meditazione a piedi.

Tuttavia, con alcuni oggetti sottili della meditazione, come la respirazione, la mente deve aver raggiunto un certo grado di stabilità in quella calma prima. Se la mente non è ancora calma e si comincia a camminare in meditazione focalizzando l'attenzione sul respiro, sarà difficile, poiché il respiro è un oggetto molto sottile. Di solito è meglio iniziare con un oggetto di meditazione più grossolano, come le sensazioni di sentimenti che sorgono nei piedi. Ci sono molti oggetti di meditazione che si trasferiscono bene dalla posizione seduta a quella di camminare: per esempio, i Quattro della Dimora Divina: Gentilezza amorosa, Compassione, Gioia gratificante ed Equità.

Mentre andate avanti, sviluppate pensieri espansivi basati sull'amorevole gentilezza: "Che tutti gli esseri siano felici, che tutti gli esseri siano in pace, che tutti gli esseri siano liberi da ogni sofferenza. È possibile utilizzare la posizione di camminata come complemento alla seduta, sviluppando la meditazione sullo stesso oggetto ma in una posizione diversa.

Conclusione: la scelta di un mantra

Se, mentre si cammina in meditazione, si scopre che ci si addormenta, attivare la mente, invece di calmarla, con un mantra per renderla più focalizzata e sveglia. Usa un mantra come Buddho, ripetendo la parola tranquillamente più e più volte. Se la mente vaga ancora, allora comincia a dire Buddho molto rapidamente, e cammina su e giù molto velocemente. Mentre cammini, recita Buddho, Buddho, Buddho, Buddho, Buddho, Buddho. In questo modo, la mente può concentrarsi molto velocemente. Lasciate che vi racconti una storia che illustra l'efficacia di un mantra. Quando Tan Ajahn Mun, il famoso maestro di meditazione forestale, viveva nel nord della Thailandia, le tribù collinari della zona non sapevano nulla dei monaci di meditazione. Tuttavia, la gente della tribù delle colline è molto curiosa. Quando l'hanno visto camminare su e giù per il suo cammino, l'hanno seguito in fila. Quando si è girato alla fine della strada, tutta la città era lì.

Si erano resi conto che stava camminando da un lato all'altro con lo sguardo rivolto verso il basso e avevano pensato che stesse cercando qualcosa. Hanno chiesto: "Che cosa stai cercando, Venerabile Signore? Possiamo aiutarti a trovarlo?". Egli rispose abilmente: "Cerco il Buddha, il Buddha del cuore. Puoi aiutarmi a trovarlo camminando su e giù per i tuoi sentieri alla ricerca del Buddha. Con questa semplice e bella istruzione, molti di quegli abitanti del villaggio cominciarono a meditare, e Tan Ajahn Mun disse di aver ottenuto risultati meravigliosi.

> ### ➢ *Contemplazione di come sono le cose*

La ricerca di Dhamma è uno dei fattori

di illuminazione. Contemplare gli insegnamenti e le leggi della natura può essere impiegato mentre si cammina sul sentiero della meditazione. Questo non significa che si pensa o specula a caso. Piuttosto, è la costante riflessione e contemplazione della Verità, il Dhamma.

➢ *Indagine sull'impermanenza*

Per esempio, si può contemplare l'Impermanenza osservando il processo di cambiamento e vedendo come tutte le cose sono soggette a cambiamento. Si sviluppa una chiara percezione dell'emergere e della scomparsa di ogni esperienza. La "vita" è un processo continuo di sorgere e morire, e ogni esperienza condizionata è soggetta a questa legge di natura. Contemplando questa Verità, si vedono le caratteristiche dell'esistenza. Si vede che tutte le cose sono soggette a cambiamenti. Tutto è insoddisfacente. Non tutte le cose non sono me. Si possono indagare queste caratteristiche fondamentali della natura sul sentiero della meditazione a piedi.

➤ *Generosità e virtù*

Il Buddha sottolineava continuamente l'importanza della generosità e della virtù. Sulla strada si può riflettere sulla propria virtù o su atti di generosità. Cammina su e giu' e chiediti: "Oggi, quali atti di gentilezza ho fatto?".

Un insegnante di meditazione che conoscevo ha spesso commentato che uno dei motivi per cui i meditatori non possono essere calmi è perché non hanno fatto abbastanza bene durante il giorno. La gentilezza è un cuscino per la tranquillità, una base per la pace. Se abbiamo fatto atti di gentilezza durante il giorno - dopo aver detto una parola gentile, fatto una buona azione, essere generosi o compassionevoli - allora la mente sperimenterà la gioia e l'estasi. Questi atti di gentilezza, e la felicità che ne deriva, diventeranno i fattori condizionanti per la concentrazione e la pace. Le forze della gentilezza e della generosità portano alla felicità ed è quella felicità sana che costituisce la base per la concentrazione e la saggezza.

Il ricordo delle buone opere è un argomento di meditazione molto appropriato quando la mente è inquieta, agitata, arrabbiata o frustrata. Se la mente non ha pace, allora ricorda le tue azioni gentili del passato. Questo non per costruire il tuo ego, ma per il riconoscimento del potere della bontà e della salute. Atti di gentilezza, virtù e generosità portano gioia alla mente, e la gioia è un fattore di illuminazione.

Ricordare gli atti di generosità; riflettere sui benefici del dare; ricordare la propria virtù; contemplare la purezza dell'innocuità, la purezza dell'onestà, la purezza della correzione nei rapporti sessuali, la purezza della verità, la purezza del non confondere la mente evitando gli intossicanti; tutti questi ricordi possono servire come oggetti di meditazione lungo il cammino.

Ora sì, vi auguro il meglio dei vostri risultati, e ricordate, tutto è pratico; la teoria senza azione non vi serve a nulla.

Un grande abbraccio, il tuo amico Jorge!

A proposito, quando a poco a poco raggiungi i tuoi risultati, ti consiglio vivamente, se vuoi imparare a migliorare la tua spiritualità personale ed emotiva, il mio libro, su "COME AUMENTARE LA TUA SPIRITUALITÀ EMOZIONALE E PERSONALE", è un libro che sono sicuro ti aiuterà molto nel tuo cammino di "crescita personale, emotiva e spirituale".

Senza ulteriori indugi, potete trovarlo nel motore di ricerca di Amazon, come: "Come aumentare la vostra spiritualità emotiva e personale" o cercando il mio nome, come: "Jorge O. Chiesa".... Ancora una volta vi auguro di avere successo nei vostri risultati!

www.ingramcontent.com/pod-product-compliance
Lightning Source LLC
Chambersburg PA
CBHW072024280526
45788CB00007B/2658